Dr. Ethan Mandelbrot

Coronavirus (Covid-19): Beschütze deine Familie und dich

Dr. Ethan Mandelbrot

Coronavirus (Covid-19): Beschütze deine Familie und dich

Guide inkl. Checklisten zur Pandemie

Trainerverlag

Imprint

Any brand names and product names mentioned in this book are subject to trademark, brand or patent protection and are trademarks or registered trademarks of their respective holders. The use of brand names, product names, common names, trade names, product descriptions etc. even without a particular marking in this work is in no way to be construed to mean that such names may be regarded as unrestricted in respect of trademark and brand protection legislation and could thus be used by anyone.

Cover image: www.ingimage.com

Publisher:
Der Trainerverlag
is a trademark of
International Book Market Service Ltd., member of OmniScriptum Publishing Group
17 Meldrum Street, Beau Bassin 71504, Mauritius
Printed at: see last page
ISBN: 978-620-0-76806-3

DAS ULTIMATIVE HANDBUCH ZUM SCHUTZ

CORONAVIRUS (COVID-19)

CORONAVIRUS
BESCHÜTZE DEINE FAMILIE UND DICH

Autor: Dr. Ethan Mandelbrot

INHALTSVERZEICHNIS

KAPITEL 1

EINLEITUNG

Anfang Dezember 2019 stellten Ärzte in Wuhan, China, gehäuft Fälle einer bislang unbekannten Atemwegserkrankung fest, die bei den Betroffenen Müdigkeit, Husten und Fieber verursachte. Bis zum 13. Februar 2020 infizierten sich bereits über 60.000 Menschen in China an dem, was die Weltgesundheitsorganisation (WHO) von jetzt an 2019nCoV nennen sollte und es starben bereits in etwa 1.500 Menschen daran. Die chinesischen Behörden ergriffen schnellst möglich alle Maßnahmen, um die Verbreitung dieses Virus auf nationaler Ebene zu verhindern, ihre Bemühungen sollten jedoch scheitern. Vor allem durch den Individualverkehr verbreitete sich das Virus rasant. Bis Ende Februar gab es bereits überall auf der Welt Erkrankungsfälle. Die Behörden weltweit sollten nun nacheinander maximale Maßnahmen ergreifen, um die Ausbreitung dieser nun als Pandemie eingestuften Erkrankung einzudämmen - aber ist es bereits zu spät dafür?

MÜSSEN WIR IN ANGST VOR DIESER ERKRANKUNG LEBEN ODER IST ES GENUG, EINIGE EINFACHE REGELN ZU BEFOLGEN UND VORSICHTIG ZU SEIN?

In diesem Handbuch möchte ich Folgendes in kurzen und einfach verständlichen Kapiteln zusammenfassen:

- ✔ Was können Sie tun, um tausende Leben zu retten?
- ✔ Wie können Sie sich und ihre Familie schützen?
- ✔ Wie und wann sollten Sie persönliche Schutzausrüstung (Masken usw.) verwenden?

sowie viele weitere nützliche Tipps, um diese Pandemie bestmöglich zu überstehen.

Mein Ziel ist es, Sie auf die Wichtigkeit dieser Situation hinzuweisen und Ihnen Ratschläge für das alltägliche Leben der nächsten Wochen oder Monate zu erteilen.

Der Autor

20. März 2020

KAPITEL 2

WAS IST EIN VIRUS?

Ein Virus ist ein sehr kleiner Erreger, der in alle Arten von Lebensformen eindringen und diese infizieren kann. Er kann nicht alleine existieren, sondern ist auf seinen Wirt - Mikroorganismus, Tier oder Mensch – angewiesen um sich replizieren (vermehren) zu können. Aus diesem Grund postulieren einige Biologen, dass sie nicht wirklich um eine „Lebensform“ per se handelt.

Es gibt eine breite Palette (ca. 3.000) verschiedener Viren, welche der wissenschaftlichen Gemeinschaft bis dato bekannt sind. Sie sind kleine Teile genetischen Erbmaterials, entweder DNA (wie das Pocken- oder Herpesvirus) oder RNA (wie HIV und auch die verschiedenen Arten von Coronaviren).

Einige von ihnen - wie im Fall des Coronavirus COVID-19 haben eine Fetthülle mit sogenannten **Spike-Proteinen,** mit denen sie an Oberflächenrezeptoren verschiedener menschlicher Zellen binden können. Dieser Prozess verändert tatsächlich unser Genom und **verursacht „Fehler“ in unseren Zellen,** was wiederum zu verschiedensten Krankheiten führen kann.

KAPITEL 3

COVID-19 / NUR EINE NORMALE GRIPPE?

Die Menschheit sah sich in den letzten Jahrhunderten mit vielen verschiedenen Viruserkrankungen konfrontiert: Pocken, H1N1, H7N9 und Ebola sind nur einige Beispiele dafür. Es gab sogar bereits Erkrankungswellen mit anderen Coronaviren, wie zum Beispiel die SARS - und MERS - Epidemien 2002 und 2012 (Erklärungen siehe Glossar).

Aber wie unterscheidet sich COVID-19 davon und warum ist es so gefährlich für uns? Bevor wir uns mit dieser Frage befassen, ist es wichtig, einige Schlüsselbegriffe zu verstehen. Die Sterblichkeits- oder Mortalitätsrate einer Krankheit bezieht sich zum Beispiel darauf, wie viele Menschen an einer Krankheit versterben. Anhand der geografischen Ausbreitung einer Krankheit wird sie als epidemisch (auf einen Ort beschränkt) oder pandemisch (über viele Länder und / oder Kontinente verbreitet) eingestuft.

Das Problem bei COVID-19 liegt nun also sowohl an der überregionalen Ausbreitung als auch am Schweregrad des Virus. Die Mortalitätsrate wird momentan im Vergleich zur saisonalen Grippe als zehnmal höher angenommen und es gibt derzeit noch keine spezifische Heilung oder Impfung.

Der Einfluss der saisonalen Grippe Influenza A ist zudem durch die sogenannte Herdenimmunität geringer. Herdenimmunität wird erreicht, wenn es in der Gemeinschaft eine hohe Durchimpfungsrate gibt. Dadurch wird erreicht, dass sich nur wenige Menschen mit einer Krankheit infizieren und in weiterer Folge auch nicht andere anstecken können. Zudem verringert sich dadurch auch die Ausbreitung eines Erregers, weil die Anzahl lebensfähiger Wirte reduziert wird. Durch die Herdenimmunität sind vor allem auch Menschen vor Ansteckung geschützt, die besonders empfindlich oder geschwächt sind. Dass alte Bevölkerungsschichten besonders schwer getroffen sind, ist anhand der nachfolgenden Grafik gut ersichtlich. Wie daraus hervorgeht, steigt die Mortalitätsrate steil mit höherem Alter. Die Sterblichkeitsrate für Menschen über 80 Jahre liegt bei derzeit 14,8%.

DAHER KÖNNTEN DIE MASSNAHMEN, DIE WIR NUN GEMEINSAM ERGREIFEN, UM DIE AUSBREITUNG DIESES VIRUS ZU VERHINDERN, ENTSCHEIDEND FÜR DAS ÜBERLEBEN UNSERER ELTERN UND GROSSELTERN SEIN!

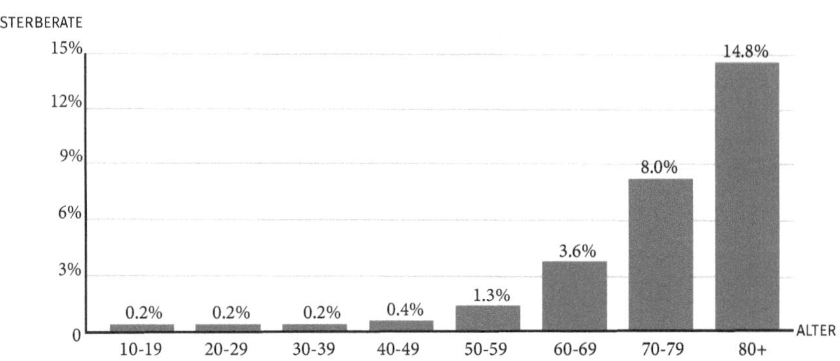

14,8% der Fälle bei Patienten über 80 führen zum Tod.

-> 10-mal höhere Mortalitätsrate als bei der saisonalen Grippe!

Glücklicherweise werden die gefährlichsten Virusinfektionen üblicherweise nicht zu Pandemien, was weltweit schwerwiegende Folgen haben würde. Man beachte beispielsweise die Pockenpandemien von 1900-1980, in denen 350 Millionen Menschen umkamen oder die Spanische Grippe, an der im Ersten Weltkrieg 50 Millionen Menschen verstarben.

DURCHSCHNITTLICHE STERBLICHKEITSRATE DER JÜNGSTEN VIRUSERKRANKUNGEN

	STERBLICHKEITSRATE
Influenza A („gewöhnliche Grippe") 2009	0.02 - 0.4%
COVID-19	**etwa 5%**
Ebola 2014	bis zu 65%

„Wir müssen Pandemien ernst nehmen!"

Die folgenden beiden Abbildungen zeigen die aktuelle Situation auf der ganzen Welt, die von der „Johns Hopkins University" online veröffentlicht und regelmäßig aktualisiert wird. Klicken Sie auf den im folgenden angeführten Link, um den aktuellen Status anzuzeigen.

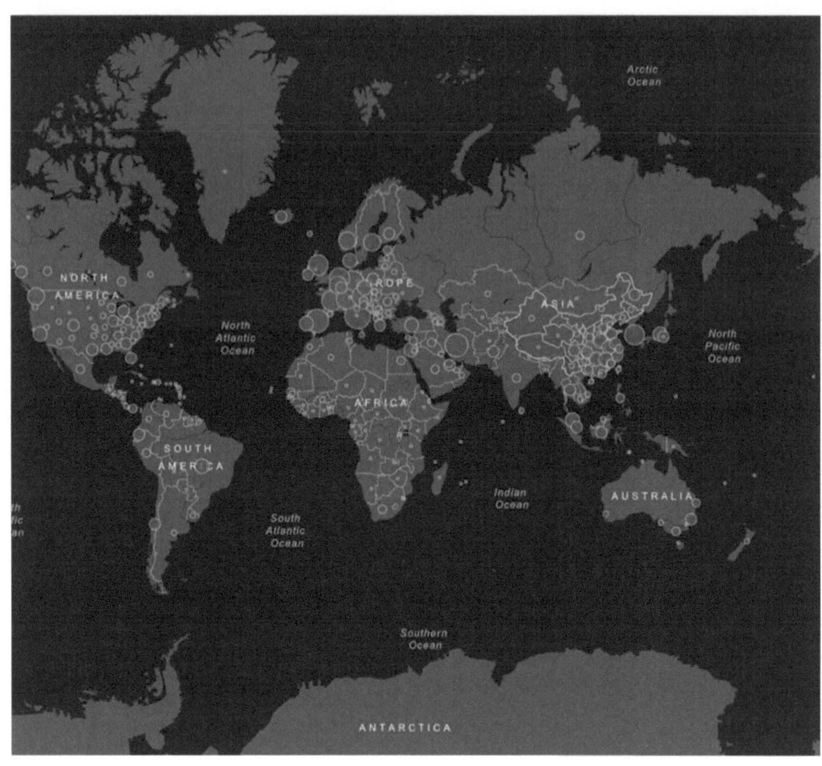

Bestätigte Fälle nach Land - Top 10:	(Datum: 22/03/2020)
1. China: 81,393	**6. Iran:** 20,610
2. Italien: 53,578	**7. Frankreich:** 14,485
3. USA: 26,747	**8. Korea, Süd:** 8,897
4. Spanien: 25,496	**9. Schweiz:** 6,652
5. Deutschland: 22,364	**10. England:** 5,067

Quelle: Coronavirus COVID-19 Global Cases by the Center for Systems Science and Engineering (CSSE) at Johns Hopkins University

[1] https://gisanddata.maps.arcgis.com/apps/opsdashboard/index.html#/bda7594740fd40299423467b48e9ecf6

Bis zum 22. März 2020 waren Regionen in Ländern auf der ganzen Welt und bereits über 350.000 Menschen betroffen.

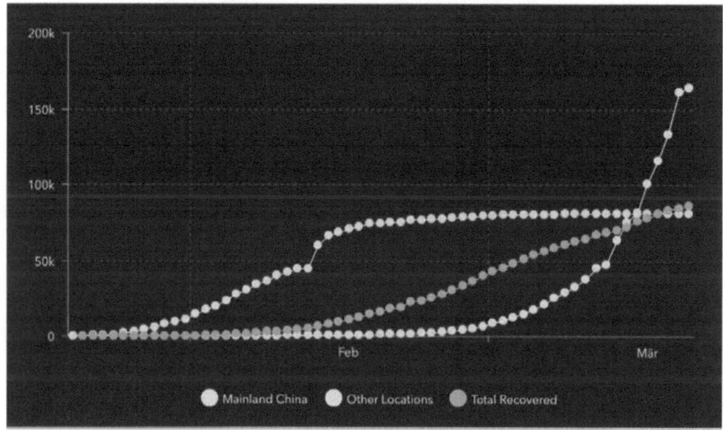

Quelle: Coronavirus COVID-19 Global Cases by the Center for Systems Science and Engineering (CSSE) at Johns Hopkins University

[1] https://gisanddata.maps.arcgis.com/apps/opsdashboard/index.html#/bda7594740fd40299423467b48e9ecf6

KAPITEL 4

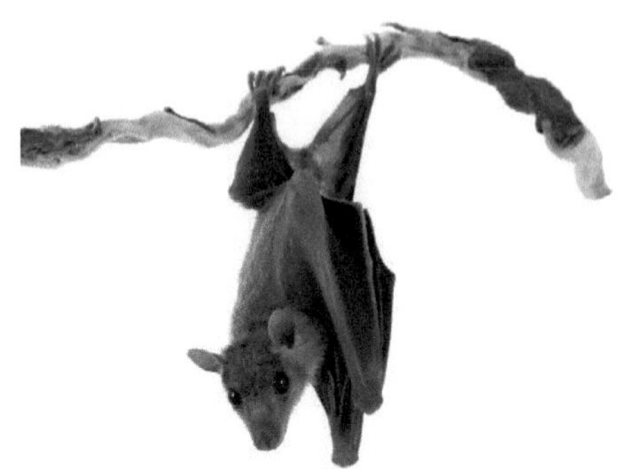

WOHER KOMMT COVID-19 EIGENTLICH?

Coronaviren sind zoonotisch, was bedeutet, dass sie wechselseitig zwischen Tieren und auch auf den Menschen übertragen werden können. Die momentan vertretene Hypothese ist es, dass diese Krankheit ihren Weg über durch mit Kot von Fledermäusen kontaminiertes Fleisch am Wildtiermarkt von Wuhan, China, ihren Weg zum Menschen gefunden hat.

KAPITEL 5

DEMOGRAPHISCHE VERTEILUNG

Das Chinese Journal of Epidemiology veröffentlichte die folgenden Daten basierend auf ungefähr 70.000 bestätigten Fällen von COVID-19. Wie Sie aus nachfolgender Tabelle ersehen können, ist das Virus am häufigsten bei männlichen Erwachsenen mittleren Alters zwischen 25 und 55 Jahren (mit einem Durchschnitt von 47 Jahren) nachgewiesen worden. Die Prävalenz von Infektionen bei Männern ist allgemein höher als bei Frauen. Da Frauen nachgewiesenerweise ein stärkeres Immunsystem als Männer haben, gibt es auch deutliche Unterschiede in der Sterblichkeitsrate (case fatality rate/CFR): Die CFR infizierter Männer liegt derzeit bei durchschnittlich 2,8%, während weibliche Patienten eine geringere Sterblichkeit von 1,7% haben (durchschnittliche Sterblichkeitsrate beider Geschlechter von 2,36%).

COVID-19 INFIZIERTE: GESCHLECHTERVERTEILUNG MÄNNER/FRAUEN

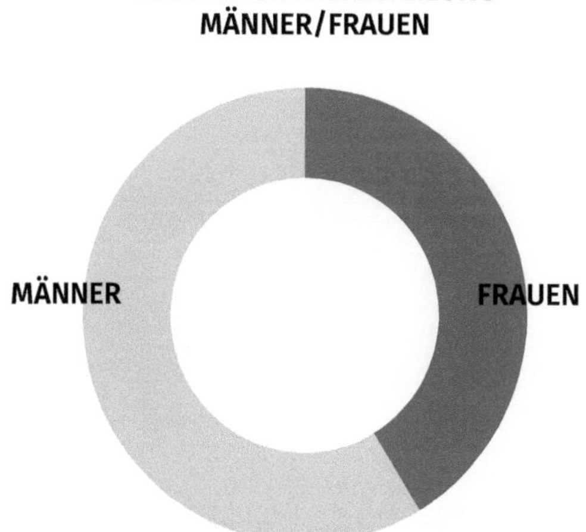

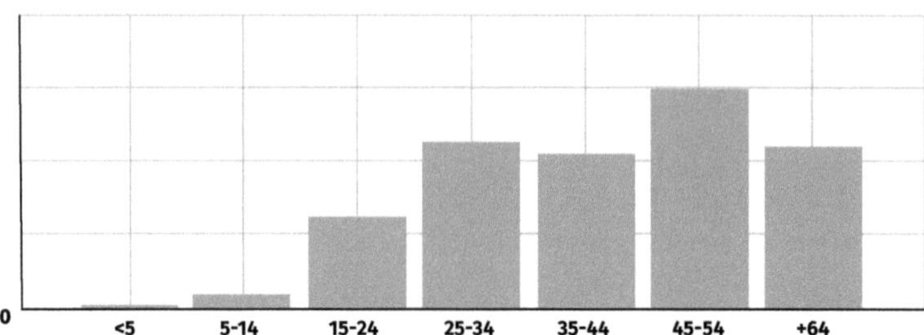
ALTERSVERTEILUNG
0
<5
5-14
15-24
25-34
35-44
45-54
+64

KAPITEL 6

SOLLTE ICH ANGST HABEN?

Dieses neue Coronavirus hat bereits über 350.000 Menschen in Ländern auf der ganzen Welt infiziert und über 12.000 Menschen getötet. Aufgrund mangelnder Testkapazität und der Tatsache, dass viele Menschen nur geringe oder gar keine Symptome zeigen, dürfte die Dunkelziffer weitaus größer sein.

Zu den Personen mit besonders hohem Risiko zählen Menschen mit einem Alter von mehr als 60 Jahren sowie an **Diabetes, Bluthochdruck, chronischen Atemwegserkrankungen oder an Krebs Erkrankte.**

FLATTEN THE CURVE!

Es ist wirklich wichtig, vorsichtig zu sein und über die Auswirkungen nachzudenken, die unser Handeln auf unsere Zukunft hat. Andernfalls werden unsere Gesundheitssysteme bald ihre Kapazitäten überschritten haben. Diese sind momentan aufgrund der saisonalen Grippewelle ohnehin bereits ausgelastet.

Mehrere Berechnungen haben gezeigt, dass eine Reduzierung unserer sozialen Kontakte um mindestens 25% die Erkrankungszahlen um bis zu 50% verringern würde. Diese „Taktik“ wird in den sozialen Medien und in der Presse weithin mit dem Slogan „Flatten the Curve“ beworben. Die gemeinte „Kurve“ repräsentiert den Zusammenhang zwischen Neuerkrankungen und vergangener Zeit (siehe Grafik auf der folgenden Seite).

Derzeit hat die Zahl der COVID-19-Fälle stark zugenommen (steiler Anstieg der Kurve), was die Krankenhäuser sowie deren Personal an ihre Grenzen bringt. Indem wir unsere sozialen Kontakte verringern und damit die Weitergabe des Virus reduzieren oder zumindest verlangsamen, können wir wertvolle Zeit gewinnen und die Anzahl der COVID-19-Fälle auf einem Niveau halten, mit dem unser Gesundheitssystem umgehen kann. Auf jeden Fall sollten wir diese Maßnahmen bis zum Ende der Influenza-Welle beibehalten, um unsere Ressourcen zu schonen.

Lassen Sie uns eine einfache Rechnung anstellen: Wenn Xø die durchschnittliche Anzahl von Personen ist, auf die eine infizierte Person das Virus übertragen kann, können wir Folgendes postulieren:

A. Wenn Xø <1 ist, brennt die Pandemie aus.

B. Wenn Xø = 1 ist, setzt sich die Pandemie konstant fort

C. Wenn Xø> 1 ist, wird die Pandemie exponentiell zunehmen.

Aktuelle Modelle setzen Xø auf 2,5-3. Dies ist weit höher als bei der saisonalen Influenza. Staatliche Maßnahmen, die auf einer Untersuchung des menschlichen und viralen Verhaltens beruhen, sollten darauf abzielen, diese statistische Variable zu verringern. Am Beispiel Chinas können wir sehen, dass Xø durch Methoden zur Verringerung der sozialen Interaktion deutlich reduziert werden kann.

AUSWIRKUNGEN VON SOCIAL DISTANCING (SOZIALER ENTFERNUNG)

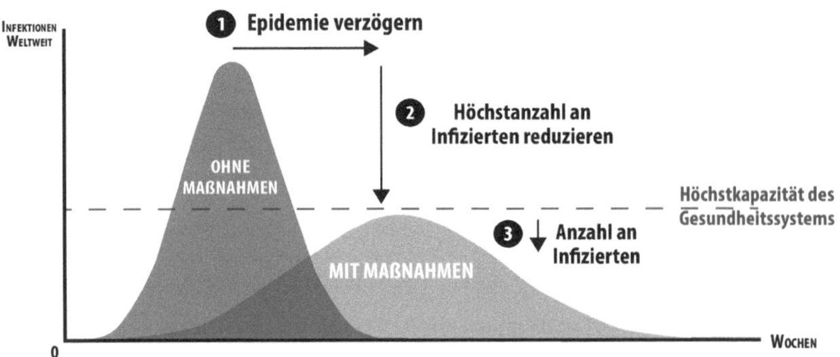

Source: Centres for Disease Control and Prevention

KAPITEL 7

ANZEICHEN & SYMPTOME: DER WEG ZUR SELBSTDIAGNOSE

Bei COVID-19 gibt es typischerweise drei Verlaufsmöglichkeiten:

- ✔ **85% zeigen leichte Symptome einer Virusinfektion**
- ✔ **15% erfordern einen Krankenhausaufenthalt**
- ✔ **5% erfordern eine intensivmedizinische Behandlung** (Notwendigkeit zur künstlichen Beatmung, Mortalität von bis zu 60%)

COVID-19 verursacht grippeähnliche Symptome wie Fieber, Atemwegsbeschwerden wie Halsschmerzen, einen schweren trockenen Husten und Atemnot (Dyspnoe). Seltener kommt es zu gastrointestinalen Symptomen. Die meisten Patienten zeigen ein unspezifisches Krankheitsbild. In besonders schweren Fällen kann COVID-19 zu Lungenentzündung, Atemversagen, Multiorganversagen und zum Tod führen.

UNTERSCHIEDE ZWISCHEN COVID-19 UND ANDEREN VIRALEN INFEKTEN

	SYMPTOME	CORONAVIRUS Symptom-Ausprägung von mild bis stark	ERKÄLTUNG schrittweises Einsetzen der Symptome	GRIPPE plötzliches Einsetzen der Symptome
	Fieber	**Häufig**	Selten	Häufig
	Müdigkeit	**Manchmal**	Manchmal	Häufig
	Husten	**Häufig* (normalerweise trocken)**	Mild	Häufig* (normalerweise trocken)
	Niesen	**Nein**	Häufig	Nein
	(Gelenk)-Schmerzen	**Manchmal**	Häufig	Häufig
	Laufende & verstopfte Nase	**Selten**	Häufig	Manchmal
	Halsschmerzen	**Manchmal**	Häufig	Manchmal
	Durchfall	**Selten**	Nein	Manchmal bei Kindern
	Kopfschmerzen	**Manchmal**	Selten	Häufig
	Kurzatmigkeit	**Manchmal**	Nein	Nein

Source: World Health Organisation, Centers for Disease Control and Prevention

ANDERE ERKÄLTUNGSSYMPTOME TRETEN SELTENER AUF (SIEHE NACHFOLGENDES BALKENDIAGRAMM).

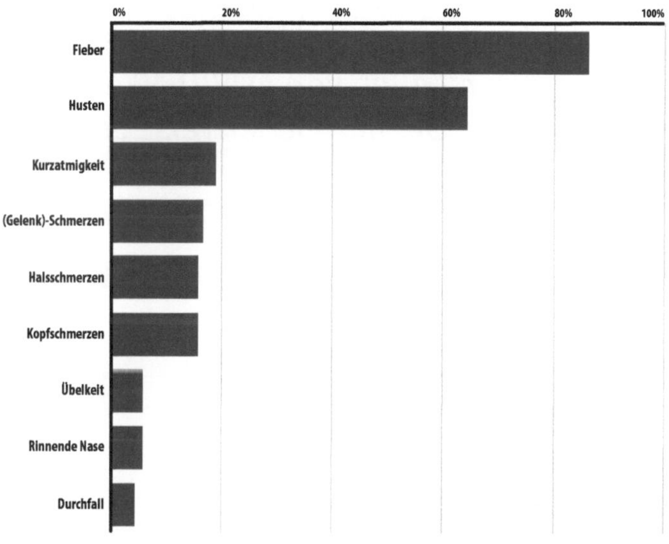

WHO. Report of the WHO-China Joint Mission on Coronavirus Disease 2019 (COVID-19).
Report.World Health Organisation (WHO);
2020 16-24.02.2020

Glücklicherweise weisen die meisten Fälle sehr milde Symptome auf, jedoch müssen zirka 20% der Betroffenen in ein Krankenhaus eingeliefert und bis zu fünf Prozent auf einer Intensivstation behandelt werden. Dort ist häufig eine mechanische Beatmung notwendig und die Mortalität beträgt hier in etwa 60%. Kinder unter zehn Jahren sind oft asymptomatisch, spielen jedoch eine entscheidende Rolle bei der Infektion anderer. Aus diesem Grund ist es entscheidend, Kinder von ihren Großeltern fernzuhalten, da diese das höchste Risiko für einen schweren Erkrankungsverlauf haben!

Beachten Sie: *Wenn Sie eines dieser Symptome aufweisen und direkten Kontakt mit einem bestätigten Fall von COVID-19 hatten oder wenn Sie sich in den letzten 14 Tagen in einem Gebiet mit bestätigten Fällen von COVID-19 aufgehalten haben, sind Sie möglicherweise selbst mit COVID-19 infiziert!*

HABEN SIE GRIPPE - SYMPTOME?

HABEN SIE GRIPPEAHNLICHE SYMPTOME?

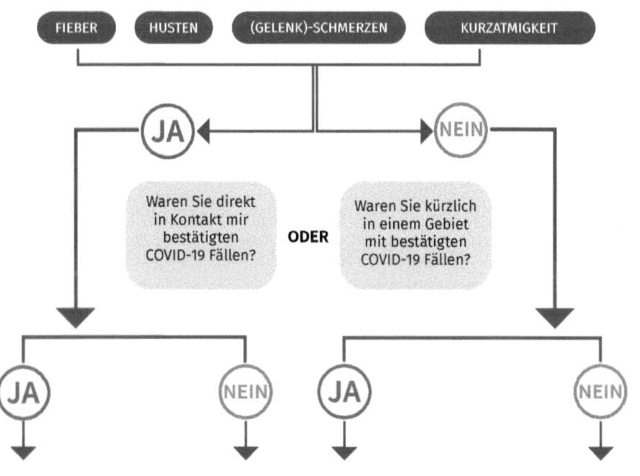

Ich habe Grippe-ähnliche Symptome UND Ich war COVID-19 infizierten ausgesetzt

Sie haben ein erhebliches Risiko für COVID-19. Beginnen Sie mit sofortiger Selbstisolation und rufen Sie sofort Ihren Hausarzt oder zuständigen Behörden an, um eine COVID-19-Testung zu vereinbaren

Ich habe grippeähnliche Symptome, **ABER** ich war nicht COVID 19 ausgesetzt **ODER** ich habe keine grippeähnlichen Symptome, **ABER** ich war COVID-19 ausgesetzt

COVID-19-Testzubehör ist begrenzt. Sie können sich an die lokalen Behörden wenden, um Fragen zur Testung zu stellen. Es ist jedoch wahrscheinlich, dass das Hauptaugenmerk auf der Testung von Risikogruppen liegt.

Sie haben kein signifikantes Risiko für COVID-19. Unternehmen Sie alle notwendigen Vorsichtsmaßnahmen um Ihre Gesundheit zu überwachen.

Sie haben kein signifikantes Risiko für COVID-19. Unternehmen Sie alle notwendigen Vorsichtsmaßnahmen, um Ihre Gesundheit zu untersuchen.

Selbstisolation, für eine Dauer von 14 Tagen unbedingt von anderen Menschen fernhalten.

Source: MSDH and the CDC

GENERELLE EMPFEHLUNGEN

Rufen Sie unbedingt Ihren Hausarzt oder die lokalen Behörden an, bevor Sie in eine Klinik oder ein Krankenhaus gehen!

Gehen Sie **NICHT** in die Notaufnahme, um sich auf COVID-19 testen zu lassen oder grippeähnliche Symptome zu abzuklären!

Gehen Sie **NUR** dann in die Notaufnahme, wenn es sich um einen lebensbedrohlichen Notfall handelt!

KAPITEL 8

PRÄVENTION

Ich möchte Ihnen jetzt einige Empfehlungen dazu geben, wie Sie Ihren täglichen Alltag gestalten können. Der Kampf gegen diese Pandemie kann nicht alleine in den Spitälern gewonnen werden - es kommt auf uns alle an, um tausende von Menschenleben zu retten.

DIE BESTEN TIPPS FÜR DEN SCHUTZ:

„Reduzieren Sie Ihre Sozialkontakte!“

WIE WIRD DER VIRUS ÜBERTRAGEN?

Die Ansteckung erfolgt typischerweise über Tröpfcheninfektion, Aerosole oder engen körperlichen Kontakt. Viren können sich auf jeder Art von Oberfläche absetzen. Je nach Oberfläche kann das Virus dort bis zu vier Tage infektiös bleiben, dadurch kann es auch zur Schmierinfektion kommen.

Es gibt momentan keine allgemeine Empfehlung, in der Öffentlichkeit eine Maske zu tragen. Trotzdem kann das Risiko einer Übertragung über große Tröpfchen durch Tragen einer normalen OP-Maske (Checkliste B) bereits verringert werden. Masken, die mit der Kennung FFP2 (= N95) oder FFP3 (= N99) gekennzeichnet sind, werden nur medizinischen Fachleuten bei invasiven Eingriffen wie Intubation oder Bronchoskopie empfohlen.

In letzter Zeit versuchen Wissenschaftler festzustellen, ob

sich das Virus durch Übertragung in der Luft verbreitet (über sogenannte Aerosole, das sind sehr kleine Partikel, die lange Zeit in der Luft verbleiben). FFP2-Masken (N95 in den USA) würden Sie auch vor dieser Art der Übertragung schützen.

Einweghandschuhe können durchaus hilfreich im Umgang mit Erkrankten sein, jedoch sind bestimmte Punkte zu beachten, um zusätzlichen Schutz zu gewähren. (-> Hilfreiche Informationen dazu finden Sie in Checkliste C!)

Versuchen Sie unbedingt Ihr Gesicht (v.a. Augen, Nase oder Mund) nicht mit den Händen zu berühren. Ihre Hände kommen täglich mit vielen Oberflächen in Kontakt und können das Virus leicht aufnehmen. Sobald Sie sich ins Gesicht greifen, kann das Virus in Ihren Körper eindringen und Sie krank machen. Diese Art von Coronavirus repliziert sich hauptsächlich in den Epithelzellen der oberen und unteren Atemwege und kann somit sehr leicht über Sekrete aus Mund und Nase von einer Person auf eine andere übertragen werden.

Es ist wichtig, eine gute Atemhygiene zu praktizieren. Niesen und husten Sie nicht neben anderen und **generell nur in Ihren Ellbogen!** Taschentücher sollten Sie nicht mehrfachverwenden und sie sofort nach Gebrauch entsorgen.

Denken Sie daran: *Im Moment infiziert jede Person mit COVID-19 durchschnittlich 2,5-3 andere! Jeder von uns sollte sich deswegen so verhalten, als wäre er bereits infiziert, um eine weitere Ausbreitung des Virus zu verhindern.*

WIE KANN ICH MICH UND MEINE FAMILIE VOR INFEKTION SCHÜTZEN?

1. Bleiben Sie zu Hause und vermeiden Sie alle unnötigen Sozialkontakte.

2. Halten Sie zumindest einen Meter Abstand von anderen, da dies die Entfernung ist, über die Tröpfchen normalerweise durch die Luft übertragen werden können.

3. Waschen Sie Ihre Hände mindestens 20 Sekunden lang gründlich mit Seife - stellen Sie den Wasserhahn mit den Ellbogen ab.

4. Verwenden Sie, falls verfügbar, Desinfektionsmittel. Dies ist normalerweise nicht erforderlich, da das Virus aufgrund seiner Fetthülle sehr empfindlich gegenüber Seife ist. Sie können Händedesinfektionsmittel bei der Arbeit oder in der Öffentlichkeit verwenden.

5. Berühren Sie Ihr Gesicht nicht!

6. Wenn Sie sich krank fühlen, bleiben Sie zu Hause!

KAPITEL 9

DAS LEBEN IN QUARANTÄNE

„Bleib 14 Tage zu Hause!“

Quarantäne ist definiert als „Trennung und Bewegungseinschränkung von Menschen, die einer ansteckenden Krankheit ausgesetzt waren“. Dies gilt insbesondere für Personen, die mit COVID-19-Fällen in Kontakt gekommen sind und / oder Regionen besucht haben, in denen es viele Fälle gibt. **Isolation** hingegen bezieht sich auf die Praxis, kranke Menschen mit einer ansteckenden Krankheit anderen zu trennen, die nicht erkrankt sind. Sowohl Isolation als auch Quarantäne tragen zum Schutz der Gesamtbevölkerung bei.

Während der Quarantäne oder Isolation sollte sogar ein enger Kontakt mit Familienmitgliedern oder Mitbewohnern (die ebenfalls isoliert werden müssen) vermieden werden. Auch Schlafzimmer und Badezimmer sollten nicht geteilt werden. Außerdem dürfen Sie nicht einkaufen gehen oder Ihren Wohnbereich aus einem anderen Grund verlassen.

Sie sollten Freunde oder Verwandte anrufen, um Unterstützung in dieser Situation zu erhalten! Bleiben Sie über soziale Medien mit ihnen in Kontakt. Das Gespräch mit Menschen, denen Sie vertrauen, kann in vielerlei Hinsicht hilfreich sein. Wenn Sie keine Möglichkeit zu Unterstützung dieser Art haben, sollten Sie um psychologische Hilfe bitten.

DIE FOLGENDEN TIPPS HELFEN IHNEN DABEI, DIE ZEIT IN DER QUARANTÄNE ZU VERKÜRZEN:

GEBEN SIE IHREN TAGEN STRUKTUR!

Schreiben Sie Aufgabenlisten (z. B. Wäsche waschen, Fenster putzen, das Buch lesen, das Sie seit Jahren lesen wollten), stehen Sie zur gewohnten Zeit auf und bleiben Sie nicht im Pyjama auf der Couch hocken! Wenn Sie Ihrem normalen Tagesrhythmus folgen, beugen Sie Depressionen vor.

BLEIBEN SIE AKTIV!

Körperliche Aktivität ist ebenso wichtig wie gesunde Ernährung, um Ihre physische und psychische Gesundheit zu erhalten. Machen Sie Yoga, setzen Sie sich auf Ihren Heimtrainer oder suchen Sie auf YouTube nach Fitnessprogrammen für zu Hause!

REFLEKTIEREN SIE IHRE STÄRKEN!

Nutzen Sie Talente und Stärken, um sich die Zeit in diesen schwierigen Tagen zu vertreiben. Wenn Sie nicht in der Lage sind, über Home-Office zu arbeiten, spielen Sie ein Instrument, bauen Sie einen Sessel oder tun Sie, was immer Ihnen Spaß macht!

KONSUMIEREN SIE NICHT ZU VIELE NACHRICHTEN!

Suchen Sie nach seriösen und klaren Informationen. Glauben Sie nicht alles, was Sie in den sozialen Medien lesen und versuchen Sie, sich gefälschter Nachrichten bewusst zu werden. Es ist wichtig, nicht von negativen Nachrichten und Emotionen im Fernsehen überwältigt zu werden, da dies Ihre geistige Gesundheit beeinträchtigen kann - achten Sie auf Abwärtsspiralen!

LIEFERDIENSTLEISTUNGEN NUTZEN!

Es gibt weltweit viele Lieferservices. Sie können Lebensmittel, Mahlzeiten oder alles andere, was Sie benötigen, kontaktlos von Tür zu Tür liefern lassen. Aber kann der Virus über Pakete übertragen werden? Theoretisch ja, aber das Risiko ist relativ gering. Krankheitserreger wie Viren sind sehr empfindlich gegenüber dem Austrocknen und dann nicht mehr aktiv. Die meisten Verpackungen bestehen aus saugfähigem Karton, sodass Tröpfchen und Viruspartikel normalerweise sehr schnell harmlos gemacht werden. Trotzdem sollten Sie sicherheitshalber Sie Ihre Hände waschen, nachdem Sie die Pakete ausgepackt haben.

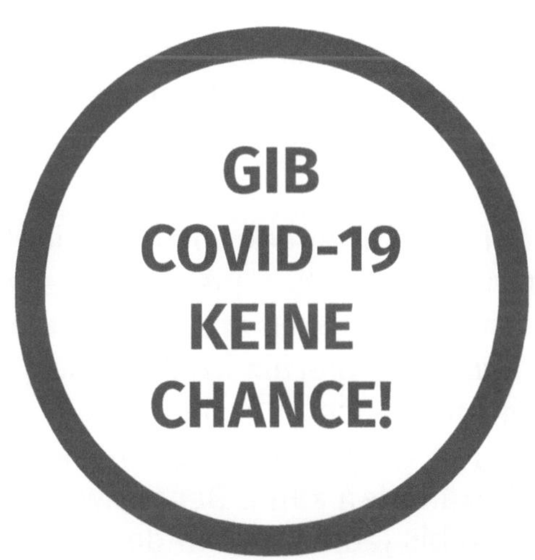

KAPITEL 10

MEDIZINISCHE BEHANDLUNG

Es besteht dringender Bedarf, eine wirksame Behandlung für die Erkrankten zu entwickeln. Derzeit liegt der Schwerpunkt in der Erforschung von Therapien und Medikamenten sowie Impfstoffen.

Die aktuellen medizinischen Behandlungsregime (im Sinne der „best supportive care“) umfassen insbesondere die Behandlung und Linderung von Symptomen unter Gabe von fiebersenkenden und schmerzstillenden Substanzen, der Gabe von Sauerstoff, der Behandlung von bakteriellen Superinfektionen und der strikten Isolierung kranker Patienten von anderen. In schweren Fällen kann eine mechanische Beatmung auf einer Intensivstation erforderlich sein.

Einigen besonders schwer erkrankten Patienten wird zudem eine experimentelle Therapie mit Virus-hemmenden Medikamenten verabreicht. Einzel- und Mehrfachdosierungsschemata werden hierfür in klinischen Studien auf der ganzen Welt untersucht. Pharmakologen arbeiten ununterbrochen daran, eine Substanz zu entwickeln, die wirksam COVID-19 bekämpfen kann. Derzeit werden antivirale Medikamente, die bis jetzt schon in der Therapie anderer Viruserkrankungen (wie HIV, Ebola und Malaria) eingesetzt werden, von Ärzten testweise kleinen Patientengruppen verabreicht, um einen Durchbruch zu erzielen. Die ersten Ergebnisse dieser Tests sollten bis April vorliegen.

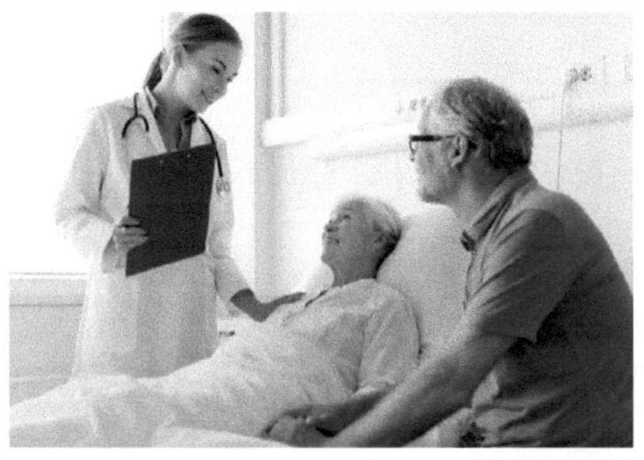

Andere Unternehmen haben sich auf die Entwicklung eines speziellen Impfstoffes spezialisiert. Die ersten Ergebnisse sind hier frühestens im nächsten Jahr zu erwarten und erst nach dieser Zeit könnte die Massenproduktion beginnen.

Beachten Sie: *Da es derzeit keine spezifische medizinische Behandlung gibt, besteht der Schlüssel zur Behandlung der COVID-19-Pandemie darin, den Höhepunkt der Epidemie zu verzögern und die Kurve abzuflachen!*

KAPITEL 11

FAKE NEWS UND GERÜCHTE IM INTERNET

Im Moment gibt es viele Mythen, Verschwörungstheorien und „Fake News", die in den sozialen Medien verbreitet werden. Ich möchte kurz auf einige davon eingehen.

IBUPROFEN

Derzeit gibt es keinen Hinweis darauf, dass Ibuprofen das Fortschreiten der Krankheit negativ beeinflusst. Die WHO empfiehlt jedoch, Ibuprofen nur dann einzunehmen, wenn Sie von Ihrem Arzt ein Rezept dafür ausgestellt bekommen haben.[1] Bis weitere Forschungsergebnisse dazu veröffentlicht wurden ist es vermutlich jedoch besser, auf andere fiebersenkende oder entzündungshemmende Medikamente auszuweichen.

(Denken Sie daran: Wenn Sie Fieber haben, sollten Sie zu Hause bleiben!)

[1] https://www.who.int/emergencies/diseases/novel-coronavirus-2019/advice-for-public/myth-busters

PNEUMOKOKKEN-IMPFUNG

Der konventionelle Pneumokokken-Impfstoff (gegen bestimmte Stämme von Lungenentzündung, Meningitis und Sepsis) bietet keinerlei Schutz gegenüber COVID-19. [1] Das Virus ist anders und es ist ein eigener Impfstoff notwendig, um davor geschützt zu sein.

KNOBLAUCH

Die WHO hat kürzlich eine Behauptung entlarvt, dass

Knoblauchextrakt helfen könnte, COVID-19 zu therapieren oder zu heilen. Knoblauch ist ein sehr gesundes Lebensmittel (es enthält viele Vitamine und Mikronährstoffe und soll sogar einige antimikrobielle Eigenschaften haben), allerdings gibt es keinerlei Hinweise darauf, dass es gegen COVID-19. wirksam ist. [1]

INSEKTENSTICHE

Bisher gibt es keine Informationen oder Beweise dafür, dass dieses Virus von Mücken übertragen werden könnte. [1]

DIE „PHARMA"-VERSCHWÖRUNGSTHEORIE

Es sind einige verschiedene Patente auf die Gensequenzen verschiedener Coronaviren (nicht nur COVID-19) von großen Pharma-Konzernen weltweit angemeldet. Gerüchten zufolge wurde dieser Erreger deshalb von Biotech-Labors absichtlich freigesetzt, um vom Verkauf eines Heilmittels oder Impfstoffs zu profitieren.[2]

[2] https://abg-ip.com/coronavirus-patents/

DIE „WUHAN INSTITUTE OF VIROLOGY"-VERSCHWÖRUNGSTHEORIE

Es gibt auch Theorien, dass „das Virus nicht vom Wildtiermarkt stammen, sondern von den Chinesen erschaffen worden wäre". Diese Theorien beruhen auf der Tatsache, dass sich das einzige offizielle chinesische Biosicherheitslabor der Stufe 4 in Wuhan (Wuhan Institute of Virology) befindet.[3] Dieses Institut forscht an hoch ansteckenden Krankheitserregern wie Ebola, Pocken und SARS. Die britische Zeitschrift Nature veröffentlichte dazu 2017 einen Artikel, in dem einige Experten ihre Bedenken hinsichtlich der Sicherheit dieser Institution äußerten.[4]

[3] https://www.washingtontimes.com/news/2020/jan/26/coronavirus-link-china-biowarfare-program-possible

[4] https://www.nature.com/news/inside-the-chinese-lab-poised-to-study-world-s-most-dangerous-pathogens-1.21487

DIE BIOWAFFEN-VERSCHWÖRUNGSTHEORIE

Auch kursieren verschiedene Gerüchte über die Erschaffung des Virus als tödliche Biowaffe. Verschwörungstheoretiker bezichtigen sowohl China als auch die Vereinigten Staaten von Amerika als und behaupteten weiter, „Chinas geheime Forschung zu Biowaffen sei schief gelaufen“[5] oder dass „das US-Militär das Virus bei den Militärweltspielen in Wuhan im Oktober 2019 freigesetzt hätte, um Chinas Wirtschaft zu schwächen“.[6]

Es gibt jedoch keine Spur von Beweisen, die diese Theorien stützen könnten.

[5] https://foreignpolicy.com/2020/01/29/coronavirus-china-lab-mortality-virology-wuhan-virus-not-bioweapon/

[6] https://www.nytimes.com/2020/03/13/world/asia/coronavirus-china-conspiracy-theory.html?searchResultPosition=1

KAPITEL 12

CHECKLISTEN

✔ CHECKLISTE A: DAILY ROUTINE

☐	1. Greifen Sie sich nicht Ihr Gesicht.
☐	2. Waschen Sie Ihre Hände häufig (mindestens 20 Sekunden lang mit Seife und ohne den Wasserhahn zu berühren - verwenden Sie Ihre Ellbogen) vor und nach jedem möglichen ansteckenden Kontakt.
☐	3. Verwenden Sie Händedesinfektionsmittel, falls verfügbar (obwohl dies normalerweise nicht erforderlich ist, da das Virus aufgrund seiner Fetthülle sehr empfindlich gegenüber Seife ist. Sie können Händedesinfektionsmittel jedoch unterwegs verwenden).
☐	4. Rauchen Sie nicht.
☐	5. Tragen Sie gegebenenfalls persönliche Schutzausrüstung (Masken, Handschuhe).
☐	6. Reduzieren Sie Ihren Alkohol- und Drogenkonsum, insbesondere wenn Sie der Meinung sind, dass Sie diese benötigen, um mit Ihrer aktuellen Situation besser umgehen zu können.
☐	7. Kein Babysitten!

☐	8. Besuchen Sie keine älteren Menschen (Eltern, Großeltern) oder Menschen mit schweren Nebenerkrankungen.
☐	9. Achten Sie auf eine gute Niesetikette: Niesen oder Husten Sie grundsätzlich nicht neben anderen und tun Sie dies ausschließlich in Ihren Ellbogen! Stellen Sie sicher, dass Sie Ihre Taschentücher nach dem Gebrauch sofort entsorgen. Atmen Sie durch die Nase, da dies die Erregerkonzentration in Ihrem Rachen verringert. Regelmäßiges Gurgeln und ausreichend Flüssigkeitszufuhr hilft, Ihre Schleimhäute sauber und intakt zu halten.
☐	10. Vermeiden Sie unnötige Sozialkontakte.
☐	11. Achten Sie auf Smartphone-Hygiene! Waschen Sie Ihre Hände vor und nach dem Gebrauch Ihres Telefons. Berühren Sie Ihr Gesicht nicht, während Sie Ihre Geräte verwenden. Wischen Sie Ihre Smartphones, Tablets und Laptoptastaturen häufig mit geeigneten Desinfektionsmitteln ab und reinigen Sie Ihre Hüllen/Covers mit Seife unter laufendem warmen Wasser.
☐	12. Stellen Sie sicher, dass Sie genug Schlaf bekommen und sich gesund ernähren, um Ihr Immunsystem zu stärken.
☐	13. Bleiben Sie über soziale Medien mit Ihren Freunden und Ihrer Familie in Kontakt. Das Gespräch mit Menschen, denen Sie vertrauen, kann helfen.

RICHTIGE VERWENDUNG VON GESICHTSMASKEN

A. Tragen Sie eine Maske, wenn Sie sich um (möglicherweise) infizierte Personen kümmern oder wenn Sie erkältet sind.

B. Denken Sie daran, dass Masken nur in Kombination mit anderen Hygienemaßnahmen wirksam sind.

✔ CHECKLISTE B: ANWEISUNGEN FÜR DIE RICHTIGE VERWENDUNG EINER MASKE

☐	1. Waschen Sie Ihre Hände / verwenden Sie ein Händedesinfektionsmittel.
☐	2. Bedecken Sie Mund und Nase und stellen Sie sicher, dass sie dicht am Gesicht anliegt.
☐	3. Berühren Sie die Maske nicht, während Sie sie verwenden. Andernfalls müssen Sie eine neue Maske aufsetzen.
☐	4. Ersetzen Sie Ihre Maske sofort durch eine neue, wenn sie nass oder kontaminiert wird.
☐	5. Entfernen Sie die Maske von hinten nach vorne.
☐	6. Waschen Sie Ihre Hände und / oder verwenden Sie ein Händedesinfektionsmittel.

✔ CHECKLISTE C: RICHTIGE VERWENDUNG VON EINWEGHANDSCHUHEN

☐	1. Tragen Sie Einweghandschuhe, wenn Sie (möglicherweise) infizierte Personen betreuen.
☐	2. Waschen und trocknen Sie Ihre Hände, bevor Sie die Handschuhe aus der Verpackung nehmen.
☐	3. Niemals Einweghandschuhe waschen oder wiederverwenden!
☐	4. Wenn Sie die Arbeit vorübergehend einstellen müssen, z.B. um einen Anruf entgegenzunehmen, ziehen Sie Ihre Handschuhe aus und entsorgen Sie sie vorschriftsmäßig.
☐	5. Waschen Sie Ihre Hände nach dem Ablegen der Handschuhe - Handschuhe sind kein Ersatz dafür!
☐	6. Ziehen Sie Ihre Handschuhe wieder an, wenn Sie weiterarbeiten.
☐	7. Feuchtigkeitsspendende Handcreme, die nach dem Händewaschen angewendet wird, kann das Austrocknen Ihrer Haut verhindern und Hautinfektionen vorbeugen, was durch häufiges Waschen oder die Verwendung von Händedesinfektionsmitteln passieren kann.

***Beachten Sie:** Einweghandschuhe verhindern nicht zu 100% den Kontakt mit Krankheitserregern, können jedoch bei ordnungsgemäßer Verwendung zum Schutz und zur Verringerung der Kontamination Ihrer Umgebung beitragen.*

✔ CHECKLISTE D: ZUSAMMENLEBEN MIT EINEM COVID-19 PATIENTEN

☐	1. Wenn möglich, schlafen Sie in separaten Schlafzimmern und benutzen Sie verschiedene Badezimmer.
☐	2. Vermeiden Sie unnötigen physischen Kontakt, wenn Sie sich um jemanden mit dem Virus kümmern.
☐	3. Tragen Sie Masken und Einweghandschuhe (-> Checkliste B & C).
☐	4. Verwenden Sie vor und nach dem Kontakt ein Händedesinfektionsmittel.
☐	5. Halten Sie nach Möglichkeit einen Abstand von 1 Meter ein.
☐	6. Minimieren Sie die Zeit, die Sie in ihrer Nähe verbringen.

✔ CHECKLISTE E: RICHTIGES VERHALTEN BEI DER ARBEIT

☐	1. Arbeiten Sie wenn möglich von zu Hause aus (Home Office).
☐	2. Stellen Sie sicher, dass Ihr Arbeitsplatz sauber und hygienisch ist.
☐	3. Wischen Sie alle Oberflächen und Gegenstände (z. B. Telefone, Tastaturen usw.) regelmäßig mit Desinfektionsmittel ab.
☐	4. Waschen Sie Ihre Hände häufig.

☐	5. Stellen Sie sicher, dass Gesichtsmasken, Papiertücher und Händedesinfektionsmittel / Seife an Ihrem Arbeitsplatz verfügbar sind.
☐	6. Halten Sie genügend Platz zwischen sich und Ihren Kollegen (mindestens 1 Meter). Eine räumliche Trennung wird empfohlen.
☐	7. Kein Händeschütteln!
☐	8. Gehen Sie nicht zur Arbeit, wenn Sie sich krank fühlen!

✔ CHECKLISTE F: DINGE, DIE MAN KAUFEN SOLLTE

☐	1. Desinfektionsmittel
☐	2. Seife (um sich die Hände zu waschen)
☐	3. Einweghandschuhe
☐	4. Gesichtsmaske / Schutzmaske

KAPITEL 13

HÄUFIG GESTELLTE FRAGEN (FAQs)

ⓘ "KANN DAS VIRUS DURCH NAHRUNG ODER WASSER ÜBERTRAGEN WERDEN?"

Derzeit gibt es keine Hinweise auf eine Übertragung über Wasser oder Lebensmittel. Es wird jedoch dringend empfohlen, kein rohes Fleisch oder Fleisch von Wildtieren zu verzehren.

ⓘ "WIE LANGE WIRD DAS MEIDEN VON SOZIALKONTAKTEN NOTWENIG SEIN?"

Derzeit vermuten Spezialisten, dass die Epidemie in Mitteleuropa im Sommer ihren Höhepunkt erreichen wird. Wenn die vorgeschlagenen Maßnahmen jedoch die Ausbreitung wirksam begrenzen, wird in einigen Wochen hoffentlich keine soziale Distanzierung mehr erforderlich.

ⓘ "WIE LANG BLEIBT DAS VIRUS AUF OBERFLÄCHEN AKTIV?"

Coronaviren scheinen prinzipiell empfindlich gegenüber Umwelteinflüssen zu sein. Einige Experten meinen, dass es unwahrscheinlich ist, dass sich das Virus über Oberflächen wie Türklinken und Spielzeug verbreitet, während andere behaupten, dass diese potenzielle Art der Übertragung unterschätzt wird. Das Virus soll laut ihnen bis zu vier Tage lang auf Oberflächen ansteckend bleiben. Halten Sie Ihre Oberflächen daher sauber und wischen Sie sie, wenn möglich, mit Desinfektionsmitteln ab!

ⓘ "WAS SOLLTE ICH TUN, WENN ICH SYMPTOME VON COVID-19 ZEIGE?"

Bleiben Sie ruhig und vermeiden Sie Panik! Rufen Sie Ihren örtlichen Arzt an, beschreiben Sie Ihre Symptome und befolgen Sie die Anweisungen. Gehen Sie nicht in die Notaufnahme oder in die Praxis Ihres Allgemeinarztes, ohne vorher telefonisch mit einem Fachmann gesprochen zu haben, und isolieren Sie sich von anderen!

ⓘ "IST MEIN UNGEBORENES KIND SICHER VOR DEM VIRUS?"

Zu diesem Thema wird derzeit viel geforscht. Bisher haben Studien keine Komplikationen im Mutterleib feststellen können. Viele Säuglinge scheinen sich jedoch im Zuge des Geburtsvorganges infiziert zu haben. Neugeborene haben meist einen leichten Krankheitsverlauf. Da es jedoch noch keine Langzeitdaten dazu gibt, werden weitere Studien erforderlich sein.

ⓘ "MUSS ICH EINE MASKE TRAGEN?"

Sie sollten persönliche Schutzausrüstung nur dann verwenden, wenn Sie selbst an COVID-19 erkrankt sind, sich um eine Person kümmern, bei der der Verdacht oder der Nachweis einer COVID-19-Infektion besteht, oder wenn Sie von Menschen umgeben sind, die viel husten und niesen. (Checkliste B).

Befolgen Sie die Anweisungen in den örtlichen Krankenhäusern, aber normalerweise müssen Sie auch in der Öffentlichkeit oder zu Hause keine Masken tragen. Das Wichtigste ist, die allgemeinen Hygienerichtlinien zu befolgen!

ⓘ "ERHALTE ICH NACH DER INFEKTION EINE LEBENSLANGE IMMUNITÄT GEGENÜBER DER ERKRANKUNG?"

Derzeit gibt es auch dazu keine genauen Daten. Nach momentanem Stand der Dinge könnte es durchaus möglich sein, dass PatientInnen mehrfach infizieren. Nach 10-12 Tagen Infektion sind jedenfalls Antikörper gegen das Virus im Blut nachgewiesen worden, welche eine gewisse Resistenz gegenüber dem Virus ermöglichen. Es ist jedoch noch nicht bekannt, wie lange die Immunität anhält (wahrscheinlich Monate bis Jahre).

ⓘ "WAS IST VIRAL SHEDDING?"

Der Begriff „Viral Shedding" bezieht sich auf den Zeitraum, in dem eine Person mit einem bestimmten Virus hoch ansteckend ist, jedoch selbst noch keine klinischen Symptome aufweist. Diese Zeitperiode wird bei COVID-19 auf bis zu 48 Stunden begrenzt.

ⓘ "HELFEN ANTIBIOTIKA?"

Nein! Antibiotika sind in der Behandlung von bakteriellen Infektionen wirksam. Sie können jedoch als zusätzliche Therapie bei bakterieller Superinfektion eingesetzt werden.

ⓘ "MIT WELCHER TEMPERATUR SOLLTE ICH MEINE WÄSCHE WASCHEN?"

Laut Empfehlungen von Expertengremien ist ein Waschen der normalen „Hauswäsche" bei Verwendung eines handelsüblichen Waschmittels bei Temperaturen von 40 °C ausreichend, um Coronavirus-Partikel unschädlich zu machen.

ⓘ „WIRD DIE AUSBREITUNG DES VIRUS DURCH WÄRME ODER KÄLTE GEFÖRDERT?"

Coronaviren reagieren normalerweise sehr empfindlich auf Umwelteinflüsse. Aus diesem Grund verschwanden SARS und MERS in den Sommermonaten bei höheren Temperaturen. Hoffentlich verhält sich COVID19 ähnlich, momentan kann man dazu noch keine sicheren Aussagen tätigen.

ⓘ „WIE LANG IST DIE INKUBATIONSZEIT?"

Die Inkubationszeit (die Zeit zwischen der anfänglichen Exposition gegenüber dem Virus und dem Auftreten klinischer Symptome) beträgt bis zu 14 Tage, die mittlere Inkubationszeit bleibt jedoch mit drei bis fünf Tagen sehr kurz.

REFERENZEN

» https://gisanddata.maps.arcgis.com/apps/opsdashboard/index.html#/bda7594740fd40299423467b48e9ecf6

» https://www.ages.at/themen/krankheitserreger/coronavirus/

» https://www.who.int/emergencies/diseases/novel-coronavirus-2019/advice-for-public

» https://jamanetwork.com/journals/jama/fullarticle/2762510

» https://jamanetwork.com/journals/jama/fullarticle/2762688

» https://www.thelancet.com/journals/lancet/article/PIIS0140-6736(20)30260-9/fulltext#seccestitle130

» https://www.thelancet.com/journals/lancet/article/PIIS0140-6736(20)30628-0/fulltext

» https://www.nejm.org/doi/10.1056/NEJMoa2001316

» https://emcrit.org/ibcc/COVID-19/

» https://abg-ip.com/coronavirus-patents/

» https://www.nature.com/news/inside-the-chinese-lab-poised-to-study-world-s-most-dangerous-pathogens-1.21487

» https://www.washingtontimes.com/news/2020/jan/26/coronavirus-link-china-biowarfare-program-possible/

» https://foreignpolicy.com/2020/01/29/coronavirus-china-lab-mortality-virology-wuhan-virus-not-bioweapon/

» https://www.nytimes.com/2020/03/13/world/asia/coronavirus-china-conspiracy-theory.html?searchResultPosition=1

Ich hoffe, ich konnte Ihnen allen einen zufriedenstellenden Überblick über das Thema und hilfreiche Tipps für die nächsten Wochen geben. Wir müssen nicht in Panik verfallen oder in Angst vor diesem Virus leben, aber wir müssen diese Pandemie ernst nehmen! Es hängt von jedem von uns ab, die Situation in den Griff zu bekommen. Jeder kann etwas beitragen, um tausende von Leben schutzbedürftiger Menschen zu retten.

Ich kann sicherstellen, dass ich diese Worte und Empfehlungen nach bestem Wissen und Gewissen geschrieben habe und den momentanen Publikationen und Expertenmeinungen folge. Alle Informationen werden ohne Gewähr geliefert und können Änderungen und Tippfehlern unterliegen. Vielleicht werden bald neue Erkenntnisse veröffentlicht, somit wird dieses Handbuch die Konsultation eines Arztes nicht ersetzen.

Ich wünsche Ihnen alles Gute, bleiben Sie gesund!

Dr. Ethan Mandelbrot

Diese Broschüre wurde nach dem aktuellen Kenntnisstand (20. März 2020) verfasst. Der Autor übernimmt keinerlei Haftung für die darin gemachten Angaben. Alle Informationen werden ohne Gewähr geliefert und können Änderungen und Tippfehlern unterliegen. Neue Erkenntnisse werden voraussichtlich bald veröffentlicht. Dieses Handbuch ersetzt nicht die Konsultation eines Arztes.

WHO REZEPT FÜR EIN SELBSTGEMACHTES DESINFEKIONSMITTEL FÜR HÄNDE (1 LITER)

Quelle: https://www.who.int/gpsc/5may/Guide_to_Local_Production.pdf

BENUTZEN SIE EINEN TRICHTER, WENN SIE MIT DEN FLÜSSIGKEITEN EINEN GLASBEHÄLTER ODER EINE PLASTIKFLASCHE FÜLLEN

REZEPTUR 1:

1. 833mL Ethanol 96%
2. 42mL Wasserstoff Peroxid 3%
3. 15mL Glycerol 98% (als Lösungsvermittler)
4. ca. 110 mL Destilliertes Wasser

REZEPTUR 2:

1. 752mL Isopropanol Alkohol 99,8%
2. 42mL Wasserstoff Peroxid 3%
3. 15mL Glycerol 98% (als Lösungsvermittler)
4. ca. 191 mL Destilliertes Wasser

Mische alle Zutaten durch Schütteln. Dein Desinfektionsmittel für Hände ist nun fertig. Dieses ist viel billiger als fertige Desinfektionsmittel, die man kaufen kann.

Die Zugabe von Parfums oder Farbstoffen wird aufgrund des Risikos einer allergischen Reaktion nicht empfohlen.

Ordnungsgemäße Anwendung: Tragen Sie eine Handfläche Händedesinfektionsmittel auf und reiben Sie die Hände bis zum Trocknen aneinander.

(Kennzeichnen Sie die Flaschen als „Händedesinfektionsmittel". Vermeiden Sie den Kontakt mit Augen oder Schleimhautgewebe. Darf nicht in die Hände von Kindern gelangen. **VORSICHT:** Entflammbar! Lesen Sie die WHO-Website, um weitere Informationen zu erhalten, bevor Sie Ihr eigenes Händedesinfektionsmittel vorbereiten und verwenden. Weitere Informationen finden Sie hier:

https://www.who.int/gpsc/5may/Guide_to_Local_Production.pdf

▶ Haftungsausschluss: Dieses Rezept kann die Sicherheit vor dem Virus nicht zu 100% garantieren und sollte in Kombination mit anderen vorbeugenden Maßnahmen angewendet werden. Alle Informationen in diesem Buch sollten auf eigenes Risiko des Lesers befolgt werden. Der Autor haftet nicht für Komplikationen im Zusammenhang mit diesem Buch.

DEFINITIONEN (BEGRIFFSERKLÄRUNGEN)

Antibiotika	Medikamente gegen bakterielle Infektionen
COVID-19	So wird das vollständige klinische Erscheinungsbild dieser neuen viralen Krankheiten genannt.
CSSE	Zentrum für Systemwissenschaft und -technik an der Johns Hopkins University in Baltimore, Maryland.
Desinfektionsmittel	Antimikrobielle Mittel zur Inaktivierung oder Zerstörung von Mikroorganismen.
DNA	Desoxyribonukleinsäure
Ebola	Ist ein virales hämorrhagisches Fieber von Menschen und Primaten, das durch Ebolaviren verursacht wird.
Sterblichkeitsrate (CFR)	Ist der Anteil der Todesfälle aufgrund einer bestimmten Krankheit im Vergleich zur Gesamtzahl der mit der Krankheit diagnostizierten Personen.
H1N1	Der Influenza-A-Virus-Subtyp H1N1 (A / H1N1) ist der Subtyp des Influenza-A-Virus, der 2009 die häufigste Ursache für die menschliche Influenza (Grippe) war und mit dem als spanische Grippe bekannten Ausbruch von 1918 in Verbindung gebracht wird.

H7N9	Influenza A-Virus-Subtyp H7N9 (A / H7N9) ist ein Vogelgrippestamm der Art Influenza-Virus A.
Herdenimmunität	Ist eine Form des indirekten Schutzes vor Infektionskrankheiten, die auftritt, wenn ein großer Prozentsatz einer Bevölkerung durch frühere Infektionen oder Impfungen gegen eine Infektion immun geworden ist, wodurch ein gewisses Maß an Schutz für Personen bereitgestellt wird, die nicht immun sind.
HIV	Humanes Immundefizienz Virus
ICTV	Das Internationale Komitee für Taxonomie von Viren.
ICU	Intensivstation
Inkubationszeitraum	Die Zeitspanne von der Infektion mit dem Virus bis zum Auftreten erster klinischer Symptome.
MERS	Middle East Respiratory Syndrome / Nahost-Atemwegssyndrom
N95/FFP2	Klassifizierung von Filtersystemen nach NIOSH / Europäischer Standard mit einem Mindestwirkungsgrad von 95%.
N99/FFP3	Klassifizierung von Filtersystemen nach NIOSH / Europäischer Standard mit einem Mindestwirkungsgrad von 99%.

NIOSH	US Nationales Institut für Sicherheit und Gesundheitsschutz am Arbeitsplatz
RNA	Ribonukleinsäure
SARS	Schweres akutes respiratorisches Syndrom
SARS-CoV-2	Schweres akutes respiratorisches Syndrom Corona-Virus 2
Pocken	Die Pocken waren eine Infektionskrankheit, die durch eine von zwei Virusvarianten, Variola major und Variola minor, verursacht wurde. Der letzte natürlich vorkommende Fall wurde im Oktober 1977 diagnostiziert und die WHO bescheinigte 1980 die weltweite Ausrottung der Krankheit.
US	United States / Vereinigte Staaten
Viral Shedding	Der Zeitraum, in dem eine Person mit einem bestimmten Virus hoch ansteckend ist, jedoch keine klinischen Symptome aufweist.
WHO	World Health Organization / Weltgesundheitsorganisation

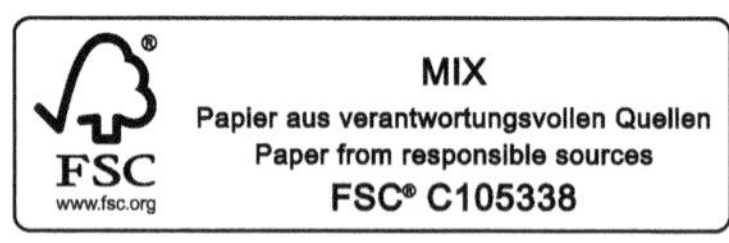

Printed by Books on Demand GmbH, Norderstedt / Germany